MIS RECETAS DE ENSALADAS 2021

RECETAS FACILES PARA UNA VIDA SALUDABLE

GLORIA ROMERO

Tabla de contenido

Ensalada de peras picantes y queso azul

Ingredientes

1/3 taza de salsa de tomate

½ taza de vinagre blanco destilado

¾ taza de azúcar blanca

2 cucharaditas Sal

1 taza de aceite de canola

2 cabezas de lechuga romana picada

4 onzas de queso azul desmenuzado

2 peras, peladas, sin corazón y picadas

½ taza de nueces tostadas y picadas

½ cebolla morada picada

Método

En un tazón pequeño, la salsa de tomate, el azúcar, el vinagre y la sal se combinan bien. Vierta gradualmente el aceite, revolviendo constantemente, hasta que esté bien mezclado. En un tazón grande para servir, mezcle la lechuga, el queso azul, las peras, las nueces y la cebolla morada. Vierta el aderezo sobre la ensalada y revuelva para cubrir.

¡Disfrutar!

Ensalada Italiana Picante

Ingredientes:

½ taza de aceite de canola

1/3 taza de vinagre de estragón

1 cucharada. azucar blanca

1 pimiento morrón rojo cortado en tiras

1 zanahoria rallada

1 cebolla morada en rodajas finas

¼ taza de aceitunas negras

¼ taza de aceitunas verdes sin hueso

½ taza de pepino en rodajas

2 cucharadas. Queso Romano rallado

Pimienta negra molida al gusto

Método

En un recipiente mediano mezcle el aceite de canola, el azúcar, la mostaza seca, el tomillo y el ajo en un bol. En un tazón grande, mezcle la lechuga, el pimiento rojo, la zanahoria, la cebolla roja, los corazones de alcachofa, las aceitunas negras, las aceitunas verdes, el pepino y el queso Romano.

Coloque en el refrigerador durante 4 horas o durante la noche. Sazone con pimienta y sal. Servir frío.

¡Disfrutar!

Ensalada César

Ingredientes:

1 cabeza de lechuga romana

2 tazas de picatostes

1 limón en jugo

1 pizca de salsa Worcestershire

6 dientes de ajo picados

1 cucharada. mostaza de Dijon

½ taza de aceite de oliva

¼ taza de queso parmesano rallado

Método

Triturar los picatostes en un tazón hondo y reservar. Mezcle la mostaza, el jugo de limón y la salsa inglesa en un bol. Mezcle bien en una batidora y agregue lentamente el aceite de oliva hasta que esté cremoso. Vierta el aderezo sobre la lechuga. Agregue los picatostes y el queso y mezcle bien. Servir inmediatamente.

¡Disfrutar!

Ensalada de Prosciutto y Peras y Nueces Caramelizadas

Ingredientes:

2 tazas de jugo de naranja

2 cucharadas. vinagre de vino tinto

2 cucharadas. cebolla morada finamente picada

1 cucharada. azucar blanca

1 cucharada. vino blanco

1 taza de nueces en mitades

½ taza de azúcar blanca

¼ taza de agua

¾ taza de aceite de oliva virgen extra

1 cucharada. Manteca

2 peras, peladas, sin corazón y cortadas en gajos

Prosciutto, cortado en tiras finas, 1/4 de libra

2 corazones de lechuga romana, enjuagados y rasgados

Método

En una cacerola mediana, primero caliente el jugo de naranja a fuego medio-alto, batiendo con frecuencia, hasta que se reduzca en 1/4. Agrega a una licuadora, junto con el vinagre, la cebolla, el azúcar, el vino, la sal y la pimienta. Derrita la mantequilla en una sartén antiadherente a fuego medio mientras licúa a baja velocidad, retire la tapa y rocíe lentamente con el aceite de oliva para emulsionar el aderezo. Agregue el azúcar y el agua y cocine, revolviendo constantemente. Sofría las peras y las nueces en mantequilla durante 3 minutos. Retire del fuego y deje enfriar. Agrega la vinagreta. Ahora sírvalas en una fuente italiana grande.

¡Disfrutar!

Ensalada de lechuga romana y mandarina con aderezo de semillas de amapola

Ingredientes:

6 rebanadas de tocino

1/3 taza de vinagre de sidra de manzana

¾ taza de azúcar blanca

½ taza de cebolla roja picada en trozos grandes

½ cucharadita Polvo de mostaza seca

¼ de cucharadita Sal

½ taza de aceite vegetal 1 cdta. Semillas de amapola

10 tazas de hojas de lechuga romana rotas

10 onzas de gajos de naranja mandarina escurridos

¼ taza de almendras rebanadas tostadas

Método

Dorar el tocino en una sartén. Escurrir, desmenuzar y reservar. Coloque vinagre, azúcar, cebolla morada, mostaza en polvo y sal en el tazón de una licuadora. Reduzca la velocidad de la licuadora a media-baja. Agregue las semillas de amapola, mezcle hasta que se incorpore y el aderezo esté cremoso. Mezcle la lechuga romana con el tocino desmenuzado y las mandarinas en un tazón grande. Cubra con el aderezo y sirva inmediatamente.

¡Disfrutar!

Ensalada de la casa estilo restaurante

Ingredientes:

Cambiar porciones

1 lechuga romana grande, enjuagada, seca y cortada en trozos

4 onzas de pimientos picantes en cubitos, escurridos

2/3 taza de aceite de oliva virgen extra

1/3 taza de vinagre de vino tinto

1 cucharadita Sal

1 iceberg de cabeza grande: enjuagado, seco y roto en pedazos

14 onzas de corazones de alcachofa, escurridos y en cuartos

1 taza de cebolla morada en rodajas

¼ de cucharadita Pimienta negro

2/3 taza de queso - parmesano rallado

Método

Combine todos los ingredientes en un tazón y mezcle bien. Servir

inmediatamente.

¡Disfrutar!

Ensalada de espinaca

Ingredientes:

Cambiar porciones

½ taza de azúcar blanca

1 taza de aceite vegetal

2 cucharadas. Salsa inglesa

1/3 taza de salsa de tomate

½ taza de vinagre blanco

1 cebolla pequeña picada

1 libra de espinacas - enjuagadas, secas y cortadas en trozos pequeños

4 onzas de castañas en rodajas escurridas con agua

5 rebanadas de tocino

Método

Combine todos los ingredientes en un tazón y mezcle bien. Servir

inmediatamente.

¡Disfrutar!

Ensalada de espinacas Super Seven

Ingredientes:

Paquete de 6 onzas de hojas tiernas de espinaca

1/3 taza de queso cheddar en cubos

1 manzana Fuji pelada, sin corazón y cortada en cubitos

1/3 taza de cebolla morada finamente picada

¼ de taza de arándanos rojos endulzados

1/3 taza de almendras rebanadas blanqueadas

3 cucharadas Semilla de Amapola aderezo para ensaladas

Método

Combine todos los ingredientes en un tazón y mezcle bien. Servir inmediatamente.

¡Disfrutar!

Ensalada Hermosa

Ingredientes:

8 tazas de hojas tiernas de espinaca

11 onzas de lata de mandarina escurrida

½ cebolla morada mediana, cortada por separado en aros

1 taza de queso feta desmenuzado

1 taza de vinagreta de aderezo balsámico para ensaladas

1 ½ tazas de arándanos secos azucarados

1 taza de almendras en rodajas tostadas con miel

Método

Combine todos los ingredientes en un tazón y mezcle bien. Servir

inmediatamente.

¡Disfrutar!

Ensalada de espinacas y orzo

Ingredientes:

Paquete de 16 onzas de pasta orzo cruda

Paquete de 10 onzas de hojas tiernas de espinaca finamente picadas

½ libra de queso feta desmenuzado

½ cebolla roja bien picada

¾ taza de piñones

½ cucharadita Albahaca seca

¼ de cucharadita Pimienta blanca molida

½ taza de aceite de oliva

½ taza de vinagre balsámico

Método

Ponga a hervir una olla grande con agua ligeramente salada. Transfiera a un tazón grande y agregue la espinaca, el queso feta, la cebolla, los piñones, la albahaca y la pimienta blanca. Agrega el orzo y cocina de 8 a 10 minutos, escurre y enjuaga con agua fría. Mezcle con aceite de oliva y vinagre balsámico. Refrigere y sirva frío.

¡Disfrutar!

Ensalada de fresas, kiwi y espinacas

Ingredientes:

2 cucharadas. Vinagre de frambuesa

2 ½ cucharadas. Mermelada de frambuesa

1/3 taza de aceite vegetal

8 tazas de espinacas, enjuagadas y cortadas en trozos pequeños

½ taza de nueces picadas

8 fresas en cuartos

2 kiwis pelados y en rodajas

Método

Combine todos los ingredientes en un tazón y mezcle bien. Servir

inmediatamente.

¡Disfrutar!

Ensalada de espinaca y granada

Ingredientes:

1 bolsa de 10 onzas de hojas de espinaca baby, enjuagadas y escurridas

1/4 de cebolla morada, en rodajas muy finas

1/2 taza de trozos de nuez

1/2 taza de queso feta desmenuzado

1/4 taza de brotes de alfalfa, opcional

1 granada, pelada y sin semillas

4 cucharadas Vinagre balsámico

Método

Coloque las espinacas en una ensaladera. Cubra con cebolla morada, nueces, queso feta y brotes. Espolvoree semillas de granada por encima y rocíe con vinagreta.

¡Disfrutar!

Ensalada de espinacas con aderezo de jalea de pimienta

Ingredientes:

3 cucharadas Gelatina de pimienta suave

2 cucharadas. Aceite de oliva

1/8 cucharadita Sal

2 tazas de hojas tiernas de espinaca

2 onzas de queso de cabra en rodajas

1/8 cucharadita mostaza de Dijon

Método

Combine todos los ingredientes en un tazón y mezcle bien. Servir

inmediatamente.

¡Disfrutar!

Ensalada súper fácil de espinacas y pimiento rojo

Ingredientes:

¼ taza de aceite de oliva

Paquete de 6 onzas de espinacas tiernas

½ taza de queso parmesano rallado

¼ taza de vinagre de arroz

1 pimiento rojo picado

Método

Combine todos los ingredientes en un tazón y mezcle bien. Servir inmediatamente.

¡Disfrutar!

Ensalada de espinacas, sandía y menta

Ingredientes:

1 cucharada. Semillas de amapola

¼ taza de azúcar blanca 10 onzas Bolsa de hojas de espinaca tiernas

1 taza de vinagre de sidra de manzana

¼ taza de salsa Worcestershire

½ taza de aceite vegetal

1 cucharada. semillas de sésamo

2 tazas de sandía sin semillas en cubos

1 taza de hojas de menta finamente picadas

1 cebolla morada pequeña en rodajas finas

1 taza de nueces tostadas picadas

Método

Combine todos los ingredientes en un tazón y mezcle bien. Servir

inmediatamente.

¡Disfrutar!

Bonita ensalada de granada

Ingredientes:

Lata de 10 onzas de mandarinas escurridas

10 onzas de hojas tiernas de espinaca

10 onzas de hojas de rúcula

1 Granada pelada y semillas separadas

½ cebolla roja finamente rebanada

Método

Combine todos los ingredientes en un tazón y mezcle bien. Servir

inmediatamente.

¡Disfrutar!

Ensalada crujiente de manzana y almendras

Ingredientes:

Paquete de 10 onzas de verduras mixtas para ensalada

½ taza de almendras picadas

½ taza de queso feta desmenuzado

1 taza de tarta de manzana picada y sin corazón

¼ taza de cebolla morada en rodajas

¼ de taza de pasas doradas

1 taza de aderezo de vinagreta de frambuesa para ensalada

Método

Combine todos los ingredientes en un tazón y mezcle bien. Servir inmediatamente.

¡Disfrutar!

Delicia de mandarina, gorgonzola y almendras

Ingredientes:

½ taza de almendras rebanadas blanqueadas, tostadas en seco

1 taza de queso gorgonzola

2 cucharadas. vinagre de vino tinto

11 onzas de mandarinas, jugo reservado

2 cucharadas. Aceite vegetal

12 onzas de verduras mixtas para ensalada

Método

Combine todos los ingredientes en un tazón y mezcle bien. Servir inmediatamente.

¡Disfrutar!

Ensalada tostada de lechuga romana y naranja

Ingredientes:

½ taza de jugo de naranja

1 lechuga romana de cabeza grande, desgarrada, lavada y secada

3 latas de mandarinas

½ taza de almendras picadas

3 cucharadas Aceite de oliva

2 cucharadas. vinagre de vino tinto

½ cucharadita Pimienta negro

¼ de cucharadita Sal

Método

Combine todos los ingredientes en un tazón y mezcle bien. Servir inmediatamente.

¡Disfrutar!

Ensalada Adictiva

Ingredientes:

1 taza de mayonesa

½ taza de queso recién rallado

½ taza de zanahoria rallada

¼ taza de queso fresco - parmesano rallado

2 cucharadas. azucar blanca

Paquete de 10 onzas de mezcla de lechuga de primavera

½ taza de floretes de coliflor pequeños

½ taza de tocino

Método

En un tazón pequeño, 1/4 taza de queso parmesano y el azúcar, la mayonesa se combinan hasta que estén bien mezclados. Cúbralo y déjelo refrigerar durante la noche. Combine la lechuga, los trozos de tocino, 1/2 taza de zanahoria, queso parmesano y coliflor en un tazón grande para servir. Mezclar con el aderezo frío justo antes de servir.

¡Disfrutar!

Ensalada de col rizada con granada, pipas de girasol y almendras en rodajas

Ingredientes:

½ libra de col rizada

1 ½ tazas de semillas de granada

5 cucharadas Vinagre balsámico

3 cucharadas aceite de oliva virgen extra

2 cucharadas. Semillas de girasol

1/3 taza de almendras en rodajas

5 cucharadas Vinagre de arroz condimentado con pimiento rojo

Sal al gusto

Método

Lave y sacuda el exceso de agua de la col rizada. Pica las hojas hasta que estén finas pero aún un poco frondosas. Las almendras en rodajas, la col rizada picada, las semillas de granada y las semillas de girasol se mezclan en un tazón grande; revuelva para combinar. Retire las costillas centrales y los tallos. La mezcla de aceite de oliva, vinagre de arroz y vinagre balsámico se rocía sobre la mezcla de col rizada y se mezcla. Se sazona con sal para servir.

¡Disfrutar!

Ensalada de granada y queso feta con vinagreta de limón Dijon

Ingredientes:

Paquete de 10 onzas de verduras mixtas para bebés

Paquete de 8 onzas de queso feta desmenuzado

1 limón rallado y exprimido

1 cucharadita mostaza de Dijon

1 Granada pelada y semillas separadas

3 cucharadas vinagre de vino tinto

3 cucharadas Aceite de oliva virgen extra

Sal y pimienta para probar

Método

La lechuga, el queso feta y las semillas de granada se colocan en un tazón grande para mezclar. Luego, el jugo y la ralladura de limón, el vinagre, la mostaza, la sal, el aceite de oliva y la pimienta se mezclan en un tazón grande aparte. La mezcla se vierte sobre la ensalada y se revuelve para cubrir. Ahora sirva inmediatamente para cavar.

¡Disfrutar!

Ensalada de rúcula, hinojo y naranja

Ingredientes:

½ cucharadita Pimienta negro

¼ taza de aceite de oliva

1 manojo de rúcula

1 cucharada. Cariño

1 cucharada. Jugo de limon

½ cucharadita Sal

2 Naranjas peladas y segmentadas

1 bulbo de hinojo en rodajas finas

2 cucharadas. Aceitunas negras en rodajas

Método

Combine todos los ingredientes en un tazón grande y mezcle bien. Servir

inmediatamente. ¡Disfrutar!

Ensalada de aguacate, sandía y espinacas

Ingredientes:

2 aguacates grandes, pelados, sin hueso y cortados en cubitos

4 tazas de sandía en cubos

4 tazas de hojas de espinaca

1 taza de vinagreta de aderezo balsámico para ensaladas

Método

Combine todos los ingredientes en un tazón grande y mezcle bien. Servir frío.

¡Disfrutar!

Ensalada de aguacate, col rizada y quinua

Ingredientes

2/3 taza de quinua

1 manojo de col rizada cortada en trozos pequeños

½ aguacate, pelado y cortado en cubitos

1/3 taza de pimiento rojo picado

½ taza de pepino, cortado en cubos pequeños

2 cucharadas. Cebolla morada finamente picada

1 1/3 tazas de agua

1 cucharada. Queso feta desmenuzado

Para el Aliño

¼ de taza de aceite de oliva 2 cdas. Jugo de limon

1 ½ cucharada. mostaza de Dijon

¾ cucharadita Sal marina

¼ de cucharadita Pimienta negra recién molida

Método

Agrega la quinua y el agua en una cacerola. Ponlo a hervir. Reducir la llama y cocinar de 15 a 20 minutos. Déjalo a un lado. Cocine al vapor la col rizada con una vaporera durante 45 segundos. Batir todos los ingredientes para condimentar en un bol. Mezcle la col rizada, la quinua, el aguacate y el resto y cúbralo con el aderezo para ensaladas.

¡Disfrutar!

Ensalada de calabacín con aderezo especial

Ingredientes

6 calabacines pequeños, cortados en rodajas finas

½ taza de pimiento verde picado

½ taza de cebolla, picada

½ taza de apio, cortado en cubitos

1 frasco de pimientos, escurridos y cortados en cubitos

2/3 taza de vinagre

3 cucharadas vinagre de vino blanco

1/3 taza de aceite vegetal

½ taza de azúcar

½ cucharadita Pimienta

½ cucharadita Sal

Método

Mezclar todas las verduras en un bol mediano y reservar. Mezcle todos los demás ingredientes en un frasco con tapa hermética. Agite la mezcla vigorosamente y viértala sobre las verduras. Mezcle las verduras con cuidado. Cúbralo y guárdelo en el refrigerador durante la noche o un mínimo de 8 horas. Se sirve frío.

¡Disfrutar!

Ensalada de verduras y tocino

Ingredientes

3 tazas de brócoli picado

3 tazas de coliflor picada

3 tazas de apio picado

6 rebanadas de tocino

1 ½ tazas de mayonesa

¼ taza de queso parmesano

1 paquete de guisantes congelados, descongelados

1 taza de arándanos secos endulzados

1 taza de maní español

2 cucharadas. Cebolla rayada

1 cucharada. vinagre de vino blanco

1 cucharadita sal

¼ taza de azúcar blanca

Método

Cocine el tocino en una sartén grande y profunda hasta que se dore bien.

Colócalo en el plato y desmenuza. En un tazón grande, mezcle el brócoli, la

coliflor, los guisantes, los arándanos y el apio. En otro bol, mezcle el queso,

la mayonesa, la cebolla, el azúcar, el vinagre y la sal. Vierta la mezcla sobre

las verduras. Eche las nueces, el tocino y mézclelo bien. Sirva

inmediatamente o frío.

¡Disfrutar!

Ensalada De Pepino Crujiente

Ingredientes

2 cuartos de pepinos pequeños, cortados en rodajas con su piel

2 cebollas, en rodajas finas

1 taza de vinagre

1 ¼ tazas de azúcar

1 cucharada. Sal

Método

Mezcle la cebolla, el pepino y la sal en un bol y déjelo en remojo durante 3 horas. Tome una cacerola y agregue vinagre y caliéntelo. Agregue azúcar y revuelva la mezcla continuamente hasta que el azúcar se disuelva. Retire el pepino de la mezcla remojada y escurra el líquido extra. Agrega pepino a la mezcla de vinagre y mézclalo. Coloque la mezcla en bolsas de plástico para congelador o en un recipiente. Congelarlo. Descongelar y servir frío.

¡Disfrutar!

Ensalada colorida de verduras y queso

Ingredientes

1/3 taza de pimiento rojo o verde, cortado en cubitos

1 taza de apio, cortado en cubitos

1 paquete de guisantes congelados

3 pepinillos dulces, finamente picados

6 lechugas

2/3 taza de mayonesa taza de queso cheddar, cortado en cubos

Pimienta recién molida

Sal al gusto

Método

Toma un tazón grande. Mezcle la mayonesa, la pimienta y la sal. Agregue pimiento rojo o verde, pepinillos, apio y guisantes a la mezcla. Combina bien todos los ingredientes. Agrega queso a la mezcla. Déjelo enfriar durante 1 hora. Coloque las hojas de lechuga en el plato de ensalada y apile la mezcla sobre las hojas.

¡Disfrutar!

Ensalada de pepino cremosa

Ingredientes

9 tazas de pepinos, pelados y en rodajas finas,

8 cebollas verdes, finamente picadas

¼ de cucharadita Sal de cebolla

¼ de cucharadita Sal de ajo

½ taza de yogur

½ taza de mayonesa baja en grasa

¼ de cucharadita Pimienta

2 gotas de salsa de pimiento picante

¼ taza de leche evaporada

¼ taza de vinagre de sidra

¼ de taza) de azúcar

Método

Toma un tazón grande. Coloque el pepino, las cebolletas, la sal de cebolla, la sal de ajo y el yogur en un bol y mezcle bien. Combine la mayonesa, la pimienta, la salsa de pimienta, la leche, el vinagre, el azúcar y forme una mezcla homogénea. Extienda el aderezo sobre la mezcla de pepino. Revuélvelo bien para que todas las verduras se cubran con el aderezo. Refrigera la ensalada por 4 horas. Sírvelo frío.

¡Disfrutar!

Ensalada de tocino y brócoli

Ingredientes

1 cabeza de brócoli, cortado en trozos pequeños

10 rebanadas de tocino

¼ de taza de cebolla morada finamente picada

½ taza de pasas

3 cucharadas vinagre de vino blanco

1 taza de mayonesa

1 taza de pipas de girasol

2 cucharadas. azucar blanca

Método

Toma una sartén grande. Cocine el tocino hasta que se dore uniformemente. Desmenuza y déjalo a un lado. Coloque el brócoli, las pasas y la cebolla en un bol y mezcle la mezcla. Tome un tazón pequeño y mezcle la mayonesa, el vinagre y el azúcar. Transfiéralo a la mezcla de brócoli y revuelva. Refrigere por dos horas. Antes de servir, agregue el tocino y la semilla de girasol.

¡Disfrutar!

Ensalada De Pan De Maíz Y Verduras

Ingredientes

1 taza de pan de maíz, desmenuzado

1 lata de maíz en grano entero, escurrido

½ taza de cebolla picada

½ taza de pepino picado

½ taza de brócoli picado

½ taza de pimiento verde y pimiento rojo dulce, finamente picado

½ taza de tomate sin semillas, picado

½ taza de granos de pimienta

Aderezo para ensalada ranch

Sal y pimienta al gusto

Hojas de lechuga

Método

Toma un tazón grande. Agrega el pan de maíz y las verduras. Revuelve la mezcla. Espolvoree el aderezo para ensalada sobre la mezcla. Agrega sal y pimienta a tu gusto. Tíralo de nuevo. Cubre la mezcla y refrigérala por un mínimo de 4 horas. Ponga la ensalada sobre las hojas de lechuga y sirva.

¡Disfrutar!

Ensalada De Frijoles Y Verduras

Ingredientes

2 latas de maíz en grano entero, escurrido

1 lata de frijoles negros, enjuagados y escurridos

8 cebollas verdes, finamente picadas

2 chiles jalapeños, sin semillas y finamente picados

1 pimiento verde, en rodajas finas

1 aguacate, pelado y cortado en cubitos

1 frasco de pimientos

3 tomates, en rodajas

1/2 taza de aderezo para ensaladas italianas

1/2 cucharadita sal de ajo

1 taza de cilantro picado

Jugo de 1 lima

Método

Mezcle los frijoles negros y el maíz en un tazón grande. Agregue las cebollas verdes, el pimiento morrón, los chiles jalapeños, los pimientos, el aguacate y los tomates y mezcle la mezcla. Agregue cilantro, jugo de limón y aderezo italiano sobre la mezcla. Agregue sal de ajo para condimentar. Tíralo bien. Sírvelo frío.

¡Disfrutar!

Ensalada de Maíz y Aceitunas

Ingredientes

1 paquete de maíz congelado

3 huevos duros

½ taza de mayonesa

1/3 taza de aceitunas rellenas de pimiento

2 cucharadas. Cebollino, picado

½ cucharadita Chile en polvo

¼ de cucharadita Comino molido

1/8 cucharadita Sal

Método

Combine el maíz, los huevos en rodajas y las aceitunas en un tazón grande.

Mezcle la mayonesa y otros ingredientes para condimentar en un tazón

mediano. Agrega la mayonesa a la mezcla de elote. Revuelve bien para que

todas las verduras y el maíz se cubran con la mayonesa. Cubre el bol.

Refrigéralo por 2 horas. Servir frío.

¡Disfrutar!

Ensalada de maíz

Ingredientes

6 callos, descascarillados, lavados y escurridos

3 tomates grandes

1 cebolla, en rodajas finas

¼ taza de albahaca picada

2 cucharadas. vinagre blanco

¼ taza de aceite de oliva

Sal y pimienta al gusto

Método

Cuece los callos en una olla con agua hirviendo, escúrrelos y déjalos enfriar.

Corta los granos de la mazorca. Tome un tazón grande para ensaladas.

Mezcle el maíz, la albahaca, la cebolla, los tomates, el vinagre, la sal y la

pimienta y el aceite. Tíralo bien. Se sirve frío.

¡Disfrutar!

Ensalada Húngara Fresca

Ingredientes

1 paquete de vegetales mixtos congelados, descongelados

1 taza de coliflores

1/2 taza de cebollas verdes en rodajas

1/2 taza de aceitunas rellenas de pimiento en rodajas

1/4 taza de aceite de canola

3 cucharadas vinagre blanco

1/4 cucharadita pimienta

1 cucharadita sal de ajo

Método

Combine las verduras congeladas, la coliflor, la cebolla y las aceitunas en un tazón grande. Licúa el aceite, la sal de ajo, el vinagre y la pimienta. Vierta el aderezo para ensaladas sobre la mezcla de verduras. Tíralo bien. Refrigere por 2 horas antes de servir. Sírvelo en un buen tazón.

¡Disfrutar!

Una mezcla perfecta de tomate, pepino y cebolla.

Ingredientes

2 pepinos grandes, cortados por la mitad y sin semillas

1/3 taza de vinagre de vino tinto

1 cucharada. azucar blanca

1 cucharadita sal

3 tomates grandes picados

2/3 taza de cebolla morada picada en trozos grandes

Método

Combine todos los ingredientes y refrigere durante la noche. Servir frío.

¡Disfrutar!

Ensalada clásica de pepino

Ingredientes

2 pepinos grandes, pelados y en rodajas

1 cebolla dulce grande, en rodajas

2 cucharaditas sal

¼ taza de zanahoria picada

1/3 taza de vinagre

1 cucharadita Jengibre molido

5 cucharaditas azucar blanca

¼ de cucharadita pimienta negra gruesa

Método

Combine todos los ingredientes y deje marinar el pepino en la nevera durante la noche. Servir frío.

¡Disfrutar!

Ensalada de tomate con chorrito de cereza

Ingredientes

4 tazas de tomates cherry cortados a la mitad

¼ taza de aceite vegetal

3 cucharadas vinagre de cidra

1 cucharadita seco

1 cucharadita albahaca seca

1 cucharadita Orégano seco

½ cucharadita sal

1 cucharadita azucar blanca

Método

Combina todos los ingredientes en un bol y reserva para que los tomates se ablanden un poco. Mezcle bien y sirva inmediatamente.

¡Disfrutar!

Ensalada de espárragos

Ingredientes

1 ½ libras de espárragos, cortados y cortados en trozos de 2 pulgadas

1 cucharada. Vinagre de arroz

1 cucharadita vinagre de vino tinto

1 cucharadita Salsa de soja

1 cucharadita azucar blanca

1 cucharadita mostaza de Dijon

2 cucharadas. Aceite de cacahuete

1 cucharada. aceite de sésamo

1 cucharada. semillas de sésamo

Método

Ponga el vinagre de arroz, la salsa de soja, el vinagre de vino tinto, el azúcar y la mostaza en un frasco tapado y mezcle bien. Agregue el aceite de maní y el aceite de sésamo lentamente, batiendo continuamente hasta que quede suave. Déjalo a un lado. Cuece los espárragos en agua hirviendo y escúrrelos. Coloca los espárragos en un tazón grande. Espolvoree el aderezo para ensaladas sobre ellos. Espolvoree semillas de sésamo y mezcle. Servir inmediatamente.

¡Disfrutar!

Ensalada de pasta y guisantes de ojo negro

Ingredientes

6 onzas de pasta de concha pequeña cocida y escurrida

1 lata de guisantes negros enjuagados y escurridos

1 taza de cebollas verdes en rodajas

¾ taza de pepino pelado y cortado en cubitos

¾ taza de tomate en cubitos

¾ taza de pimiento verde cortado en cubitos

1 chile jalapeño pequeño, finamente picado

Para el Aliño:

3 cucharadas Aceite de canola

¼ taza de vinagre de vino tinto

1 cucharadita Albahaca seca

1 cucharadita Salsa picante

1 cucharadita Chile en polvo

1 cucharadita Azúcar

½ cucharadita Sal sazonada

Método

Combine la pasta, los guisantes, la cebolla verde, el pepino, el tomate, el pimiento verde y el chile jalapeño en el tazón. Mezclar el aderezo y condimentarlo con sal. Espolvorea el aderezo sobre la mezcla de verduras. Tíralo bien. Se sirve frío.

¡Disfrutar!

Ensalada de espinacas y remolacha

Ingredientes

½ libra de espinacas tiernas, lavadas y secas

1 taza de nueces, picadas en trozos grandes

2 ½ cucharadas. azucar blanca

1/3 lata de remolacha en escabeche

¼ taza de vinagre de sidra

½ cucharadita Polvo de ajo

1 cucharadita Gránulos de caldo de pollo

4 onzas de queso de cabra, triturado

½ cucharadita Pimienta negra

½ cucharadita Sal

¼ taza de aceite vegetal

Método

Caramelizar las nueces en una cacerola, calentándolas junto con un poco de azúcar a fuego alto. Procese las remolachas con el vinagre de sidra, el ajo en polvo, los gránulos de caldo, la sal, el resto del azúcar y la pimienta en un procesador de alimentos. Vierta el aceite y mezcle nuevamente hasta que quede suave. Combine las nueces cubiertas de azúcar y las espinacas y espolvoree el aderezo. Espolvoree queso y sirva inmediatamente.

¡Disfrutar!

Ensalada de Papa con Vinagre Balsámico

Ingredientes

10 papas rojas, hervidas y en cubos

1 cebolla, en rodajas finas

1 lata de corazones de alcachofa en cuartos

½ taza de pimientos rojos asados y luego cortados en cubitos

1 lata de aceitunas negras

½ taza de vinagre balsámico

1 cucharadita Orégano seco

1 cucharadita Albahaca seca

½ cucharadita Mostaza en polvo

3 cucharaditas Aceite de oliva

2 cucharadas. Perejil fresco

Método

Combine todos los ingredientes en un tazón y mezcle bien para que todos los ingredientes se cubran con el vinagre. Refrigere por 2-4 horas. Servir frío.

¡Disfrutar!

Ensalada De Tomate Marinado

Ingredientes

3 tomates

2 cucharadas. Cebolla picada

1 cucharada. Albahaca fresca

1 cucharada. Perejil fresco

½ diente de ajo

1/3 taza de aceite de oliva

1/4 taza de vinagre de vino tinto

1/4 cucharadita pimienta

Sal al gusto

Método

Tome un buen plato grande y coloque los tomates encima. Coge un frasco tapado y echa el vinagre, el aceite de oliva, la albahaca, el perejil, el ajo picado y la pimienta y agítalo enérgicamente, para que se combinen bien todos los ingredientes. Sazone la mezcla con una pizca de sal o al gusto. Vierta la mezcla sobre los tomates. Cúbralo adecuadamente y refrigérelo durante la noche o por un mínimo de 4 horas. Se sirve frío.

¡Disfrutar!

Ensalada Sabrosa de Brócoli

Ingredientes

1 ½ libras de brócoli fresco, cortado en floretes

3 dientes de ajo

2 cucharadas. Jugo de limon

2 cucharadas. Vinagre de arroz

½ cucharadita mostaza de Dijon

Hojuelas de pimiento rojo al gusto

1/3 taza de aceite de oliva

Sal y pimienta negra recién molida al gusto

Método

Agregue un poco de agua a una sartén y agregue un poco de sal. Llevar a ebullición y agregarle los floretes. Cocine durante unos 5 minutos y escurra. En un tazón pequeño, agregue ajo, vinagre, jugo de limón, mostaza, aceite y hojuelas de pimiento rojo y mezcle vigorosamente. Condimentar con sal y pimienta. Viértelo sobre el brócoli y mézclalo bien. Manténgalo a temperatura ambiente durante 10 minutos y luego refrigere durante 1 hora. Sírvelo frío.

¡Disfrutar!

Ensalada de Maíz con Aderezo Italiano

Ingredientes

1 lata de maíz en grano entero

1 taza de tomate fresco, picado finamente

1 taza de pepino, pelado y picado

½ taza de apio picado

½ taza de pimiento verde o rojo dulce

2 cebollas verdes

½ taza de aderezo para ensaladas italianas

Método

Coloque el maíz en un bol y agregue las verduras una por una. Tíralo bien. Vierta el aderezo para ensaladas italiano embotellado y mezcle nuevamente. Cúbralo y refrigérelo durante varias horas. Servir frío.

¡Disfrutar!

Ensalada de espárragos y pimiento morrón

Ingredientes

1 ½ espárragos frescos, cortar los extremos y cortar en trozos pequeños

2 pimientos morrones amarillos, sin semillas y en rodajas

¼ taza de rodajas de almendras tostadas

1 cebolla morada

3 cucharadas Mostaza de Dijon ¼ taza Aceite de oliva ½ taza de queso parmesano 3 dientes de ajo picado

2 cucharaditas Jugo de lima 2 cdtas. Azúcar 1 cdta. salsa picante mezcla de condimentos para ensaladas al gusto

Método

Coge una bandeja para horno y coloca los espárragos y los pimientos morrones en una sola capa. Espolvorea aceite de oliva sobre las verduras. Ajuste 400 grados F o 200 grados C y precaliente el horno. Coloque la bandeja para hornear y áselo durante 8-10 minutos. Dale la vuelta a las verduras de vez en cuando. Enfríe y transfiera las verduras a un tazón grande. Agregue queso, cebolla, almendras tostadas. Batir el resto del aceite de oliva, la mostaza en polvo, el azúcar, la salsa picante, el jugo de limón y el condimento para ensaladas. Espolvorea sobre las verduras y revuelve. Servir inmediatamente.

¡Disfrutar!

Ensalada de tomate y albahaca

Ingredientes

3 tazas de arroz cocido

1 pepino, sin semillas y en cubos

1 cebolla morada

2 tomates

2 cucharadas. Aceite de oliva

2 cucharadas. Vinagre de cidra

1 cucharadita Albahaca fresca

¼ de cucharadita Pimienta

½ cucharadita Sal

Método

Tome un tazón grande y coloque el arroz, el pepino, la cebolla, los tomates y

mezcle. En un frasco tapado, combine el aceite de oliva, el vinagre de sidra,

la albahaca y mezcle vigorosamente. Añadir sal y pimienta al gusto.

Espolvoree sobre la mezcla de arroz y mezcle bien. Refrigerar por varias

horas antes de servir.

¡Disfrutar!

Ensalada de jardín colorida

Ingredientes

5 cucharadas vinagre de vino tinto

3 cucharadas Aceite de semilla de uva

1/3 taza de cilantro fresco picado

2 limones

1 cucharadita Azúcar blanco 2 dientes de ajo picado

1 paquete de soja verde sin cáscara congelada

1 lata de frijoles negros

3 tazas de granos de maíz congelados

1 pinta de tomates cherry divididos en cuartos

4 cebollas verdes en rodajas finas

¾ cucharadita Sal

Método

Batir el vinagre, el aceite, el jugo de limón, el cilantro, el ajo, el azúcar y la sal en un frasco tapado o en un tazón grande para formar una mezcla homogénea. Déjalo a un lado. Cocine la soja hasta que esté bien tierna. Cocina el maíz por 1 minuto. Escurre la soja y el maíz del agua y transfiérelos a un tazón grande. Agrega el aderezo. Revuélvelo suavemente. Agregue los tomates, la cebolla a la mezcla y revuelva. Cubre la mezcla. Refrigere de 2 a 4 horas. Servir frío.

¡Disfrutar!

Ensalada De Champiñones

Ingredientes

1 libra de champiñones frescos

1 cebolla, finamente rebanada y separada en aros

Pimiento rojo dulce finamente picado, puñado

2/3 taza de vinagre de estragón

½ taza de aceite de canola

1 cucharada. Azúcar

1 diente de ajo picado

Una pizca de salsa de pimiento picante

1 ½ cucharadita. Sal

2 cucharadas. Agua

Método

Agregue todas las verduras y el resto de ingredientes en un bol grande,

excepto los pimientos rojos, los champiñones y la cebolla. Mézclalos bien.

Agregue los champiñones y la cebolla a la mezcla y mezcle suavemente

hasta que todos los ingredientes se mezclen uniformemente. Cubra el tazón

y refrigere durante la noche u 8 horas. Espolvorea pimiento rojo sobre la

ensalada antes de servir.

¡Disfrutar!

Ensalada de Quinua, Menta y Tomate

Ingredientes

1 ¼ tazas de quinua 1/3 taza de pasas 2 tomates 1 cebolla finamente picada

10 rábanos ½ pepino, 1/2, cortado en cubitos

2 cucharadas. Almendras en rodajas ligeramente tostadas

¼ taza de menta fresca picada

2 cucharadas. Perejil fresco finamente picado

1 cucharadita Comino molido ¼ taza Jugo de lima 2 cucharadas. Aceite de sésamo 2 ½ tazas Agua Sal al gusto

Método

Coge un cazo y añade agua y una pizca de sal. Llevar a ebullición y agregar la

quinua y las pasas. Cúbralo y cocine a fuego lento durante 12-15 minutos.

Retirar del fuego y dejar enfriar. Escurra la quinua y transfiérala a un tazón.

En un tazón mediano, combine la cebolla, el rábano, el pepino, las

almendras y los tomates. Revuélvelo suavemente. Incorpora la quinua.

Condimente con especias, aceite y hierbas. Agrega sal al gusto. Refrigere por

2 horas. Servir frío.

¡Disfrutar!

Receta de ensalada de chucrut

Ingredientes

1 lata de chucrut lavada y escurrida bien

1 taza de zanahorias ralladas

1 taza de pimiento verde finamente picado

1 frasco de pimientos cortados en cubitos y escurridos

1 taza de apio finamente picado

1 taza de cebolla finamente picada

¾ taza de azúcar

½ taza de aceite de canola

Método

Combine todos los ingredientes en un tazón grande y mezcle bien. Cubra el recipiente con una tapa y refrigere durante la noche o durante 8 horas. Servir frío.

¡Disfrutar!

Ensalada Rápida de Pepino

Ingredientes

4 tomates, cortados en 8 gajos

2 pepinos grandes bien pelados y en rodajas finas

¼ taza de cilantro fresco picado

1 cebolla morada grande, finamente rebanada

1 lima fresca, exprimida

Sal al gusto

Método

Coloque los pepinos en rodajas, los tomates, la cebolla morada y el cilantro en un tazón grande y mezcle bien. Agregue jugo de lima a la mezcla y mezcle suavemente para que todas las verduras se cubran con jugo de lima. Sazone la mezcla con sal. Sirva inmediatamente o se puede servir después de la refrigeración.

¡Disfrutar!

Rodajas de tomate con aderezo cremoso

Ingredientes

1 taza de mayonesa

½ taza de crema media y media

6 tomates, en rodajas

1 cebolla morada finamente cortada en aros

¾ cucharadita Albahaca seca

Pocas hojas de lechuga

Método

Combine la mayonesa y la crema media y media y mezcle bien. Agrega la mitad de la albahaca. Cubre la mezcla y refrigera. Coge un plato y cúbrelo con las hojas de lechuga. Acomoda las rodajas de tomate y los aros de cebolla. Gotee el aderezo frío sobre la ensalada. Espolvoree y luego el resto de las albahacas. Servir inmediatamente.

¡Disfrutar!

Ensalada de remolacha

Ingredientes

4 manojos de remolacha fresca despojada de los tallos

2 cabezas de escarola belga

2 cucharadas. Aceite de oliva

1 libra de mezcla de lechuga primaveral

1 cucharada. Jugo de limon

2 cucharadas. vinagre de vino blanco

1 cucharada. Cariño

2 cucharadas. mostaza de Dijon

1 cucharadita Tomillo seco

½ taza de aceite vegetal

1 taza de queso feta desmenuzado

Sal y pimienta para probar

Método

Cubra ligeramente la remolacha con aceite vegetal. Ase durante aproximadamente 45 minutos en horno precalentado, a 450 grados F o 230 grados C. Pele la remolacha y córtela en cubos pequeños. Combine el jugo de limón, la mostaza, la miel, el vinagre y el tomillo en una licuadora y procese. Agregue gradualmente el aceite de oliva mientras la licuadora está funcionando. Añadir sal y pimienta al gusto. En una ensaladera, coloque la lechuga de primavera, suficiente cantidad de aderezo y mezcle bien. Colocar las escarolas en un plato. Apila la ensalada verde. Cúbralo con cubos de remolacha y queso feta.

¡Disfrutar!

Ensalada de Pollo y Espinacas

Ingredientes

5 tazas de pollo cocido y en cubos

2 tazas de uvas verdes, cortadas en mitades

1 taza de guisantes de nieve

2 tazas de espinacas rotas empaquetadas

2 ½ tazas de apio en rodajas finas

7 Oz. pasta espiral cocida o macarrones con codo

1 tarro Corazones de alcachofa marinados

½ pepino

3 cebollas verdes en rodajas con la parte superior

Hojas grandes de espinaca, opcional

Rodajas de naranja, opcional

Para el Aliño:

½ taza de aceite de canola

¼ de taza) de azúcar

2 cucharadas. vinagre de vino blanco

1 cucharadita Sal

½ cucharadita Cebolla picada seca

1 cucharadita Jugo de limon

2 cucharadas. Perejil fresco picado

Método

Mezcle el pollo, los guisantes, las espinacas, las uvas, el apio, el corazón de alcachofa, el pepino, la cebolla verde y la pasta cocida en un tazón grande y mezcle. Cúbralo y refrigérelo por unas horas. Mezcle los otros ingredientes restantes en un recipiente aparte y refrigere en un recipiente tapado. Prepara el aderezo justo antes de servir la ensalada combinando todos los ingredientes y batiendo bien. Mezcle los componentes y mezcle bien y sirva inmediatamente.

¡Disfrutar!

Ensalada Alemana de Pepino

Ingredientes

2 pepinos alemanes grandes, cortados en rodajas finas

½ cebollas en rodajas

1 cucharadita Sal

½ taza de crema agria

2 cucharadas. azucar blanca

2 cucharadas. vinagre blanco

1 cucharadita Eneldo seco

1 cucharadita Perejil seco

1 cucharadita Método de pimentón

Coloque los pepinos y los aros de cebolla en un plato. Sazone las verduras con sal y déjelas a un lado durante al menos 30 minutos. Exprima el exceso de jugo de los pepinos después de marinarlos. Mezcle crema agria, vinagre, eneldo, perejil y azúcar en vinagre, eneldo y perejil en un tazón. Cubra rodajas de pepino y cebolla con este aderezo. Refrigere durante la noche o al menos durante 8 horas. Justo antes de servir, espolvorea pimentón sobre la ensalada.

¡Disfrutar!

Ensalada colorida de cítricos con aderezo único

Ingredientes

1 lata de mandarinas ¼ taza de perejil fresco finamente picado

Lechuga de hoja, opcional

½ toronja pelada y seccionada

½ pepino pequeño

1 tomate pequeño en rodajas

½ cebolla morada pequeña

½ cucharadita azúcar morena

3 cucharadas Aderezo para ensaladas francés o italiano

1 cucharadita Jugo de limon

1 pizca de estragón seco

1 cucharadita Albahaca seca

¼ de cucharadita Pimienta

Método

Coloca las naranjas en un bol pequeño después de escurrir su jugo y reserva. Reserva el jugo. Tome un tazón pequeño y agregue perejil, albahaca, estragón, aderezo para ensaladas, jugo de limón, jugo de naranja, azúcar morena y pimienta. Batir la mezcla hasta que quede suave. Coloque las hojas de lechuga en un plato. Acomoda las frutas una a una. Rocíe el aderezo sobre las frutas y sirva.

¡Disfrutar!

Ensalada de Papa, Zanahoria y Remolacha

Ingredientes

2 remolachas, hervidas y en rodajas

4 patatas pequeñas, hervidas y cortadas en cubitos

2 zanahorias pequeñas, hervidas y en rodajas

3 cebollas verdes, picadas

3 pepinillos encurtidos pequeños, cortados en cubitos

¼ taza de aceite vegetal

2 cucharadas. Vinagre de champán

Sal al gusto

Método

Combine todos los ingredientes y mezcle bien para mezclar los sabores.

Refrigere por unas horas y sirva frío.

¡Disfrutar!

Lightning Source UK Ltd.
Milton Keynes UK
UKHW020751110621
385337UK00009B/790